抗うつ薬理解のエッセンス

著 者
Mike Briley

訳 者
望 月 大 介

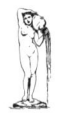

星 和 書 店

Seiwa Shoten Publishers

2-5 Kamitakaido 1-Chome
Suginamiku Tokyo 168-0074, Japan

Understanding Antidepressants

by
Mike Briley

Translated from English
by
Daisuke Mochizuki

English edition copyright © 2000 by Martin Dunitz Ltd.
Japanese edition copyright © 2006 by Seiwa Shoten Publishers

目　次

まえがき　vii

はじめに …………………………………………1

I. 神経解剖学 …………………………………3

1. 神経細胞　5
2. シナプス伝達　7

II. 神経伝達物質 ………………………………11

1. セロトニン　13
   (1) 生合成　13
   (2) 神経支配　14
   (3) 脳内セロトニンの機能的役割　15
   (4) セロトニン受容体　17
2. ノルアドレナリン　18
   (1) 生合成　18
   (2) 神経支配　19
   (3) 脳内ノルアドレナリンの機能的役割　19
   (4) ノルアドレナリン受容体　21
3. ドパミン　22
   (1) 神経支配　22
   (2) 脳内ドパミンの機能的役割　23
   (3) ドパミン受容体　23
4. アセチルコリン　25
   (1) 生合成　25

(2) 神経支配　26

(3) 中枢および末梢神経系における機能的役割　26

(4) アセチルコリン受容体　28

5　ヒスタミン　29

(1) 生合成　29

(2) 神経支配　29

(3) ヒスタミンの機能的役割とその受容体　29

Ⅲ．抗うつ薬　33

1　モノアミン酸化酵素阻害薬　35

2　三環系抗うつ薬　37

3　選択的再取り込み阻害薬　41

(1) ノルアドレナリン再取り込み阻害薬　41

(2) セロトニン再取り込み阻害薬　41

4　二重作用抗うつ薬　45

(1) なぜ，単一作用の抗うつ薬よりも二重作用の抗うつ薬が優れているのか　48

(2) 二重作用抗うつ薬の概略　49

(3) ベンラファキシン　50

●抗うつ効果　52

●忍容性　52

(4) ミルナシプラン　53

●抗うつ効果　55

●忍容性　56

(5) ミルタザピン　57

Ⅳ．シナプスを超えて　61

1　アドレナリンβ受容体のダウンレギュレーション　63

2 CREB　64

　　　3 BDNFと神経細胞の新生　　65

おわりに …………………………………………………67

あとがき　69

索　　引　71

※の薬剤は，日本未発売，あるいは発売中止となったものです。
「Ⅲ.抗うつ薬」3 4 に登場する薬剤については，3 4 それぞれの
初出のみに※をつけています。

▢ まえがき

　世界保健機構（WHO）は，単極性大うつ病を世界の重大疾患ランキングの第5位に位置づけており，女性に限定すると第3位としている（1998年）。さらに先進国だけをみると，うつ病はこのランキングの第2位に上昇する。大うつ病の生涯罹患率は女性で10 – 30%，男性で7 – 15%であり，地域差はあるが（緯度が高いほど罹患率が高くなる），うつ病は世界中で共通に存在する疾患である。うつ病のエピソードを1回だけ経験する人もいるが，多くの場合は最初のエピソードの以後，さらに1回以上のエピソードを体験する。

　うつ病は症候群として特徴づけられる複雑な疾患であり，表1の症状がすべての患者に同じように出現するわけではない。最も共通する症状は抑うつ気分と興味や喜びの減退である。表1に示すように，うつ病にはさまざまな症状があり，患者によって特徴的な症状が異なってくる。さらには，これらの症状は他の疾患でも出現するため，うつ病の診断は容易ではない。

　うつ症状の重症度やエピソードの推移を調べるためのいろいろな評価尺度があり，診断スケールはうつ病タイプの鑑別やうつ状態と不安状態の識別に有用であ

表1
DSM-Ⅳ（精神疾患の分類と診断の手引き）によるうつ病の診断基準

- 抑うつ気分
- 興味または喜びの減退
- 体重の減少あるいは増加，または食欲の減退あるいは増加
- 不眠または食欲過多
- 精神運動性の焦燥または制止
- 疲れやすい，または気力の減退
- 無価値感，または過剰あるいは不適切な罪責感
- 思考力や集中力の減退，または決断困難
- 死についての反復思考，自殺念慮，または自殺企図

る。うつ病には，単極性，双極性，気分変調性障害，ラピッドサイクラーなどいろいろなタイプがあるが，本書ではこれらの違いには言及しない。

　うつ病を完全に治すことは簡単ではないが，治療をすることは可能である。1950年代の後半に抗うつ薬が登場して以来，さまざまなタイプの抗うつ薬が使用できるようになったが，効果発現までに数週間を要したり，非常に不快な有害事象や時には致死的な副作用がでたりもする。さらには，臨床治験結果からは，患者の30％近くが抗うつ薬に抵抗性であることが示されている。このように抗うつ薬は完璧ではないが，適切に使用されれば，うつ病の苦しみを大幅に緩和し，多大な恩恵をもたらすことが可能である。とはいえ，抗う

つ薬の薬理作用が多彩であることに加え，一般医に対する精神医学と薬理学のトレーニングがしばしば限られたものであるため，抗うつ薬の用量が少なかったり，誤った使い方をしたりするケースが多い。

　本書は基礎的な神経解剖学，うつ病と関連が深い神経伝達物質の特性，いろいろなタイプの抗うつ薬の作用機序について，簡単にレビューしたものである。本書では，平易な解説で抗うつ薬の処方の手助けとなる概念の基礎理解を深めることを目的としたため，難しくならないよう本文に引用文献を入れていないが，各章の最後にさらなる理解に役立つと思われる文献を記載した。

はじめに

うつ病の発症に関わるメカニズムの理解は，近年になって飛躍的に深まってきた。動物実験や臨床試験から，うつ病の原因を神経生化学的な変化で説明しようとするさまざまな仮説が提唱されてきた。モノアミン仮説は最も幅広く受け入れられた仮説であるが，1960年代初期に提唱されてから，いくつかの修正がなされてきた。うつ病の症状は脳内のモノアミン含量の減少や活性の低下と関連性があると一般的に考えられており，特にセロトニンとノルアドレナリン（ノルエピネフリン）の関与が高く，これらより関連性が低いもののドパミンも関与している。

40年以上前に，イプロニアジド※（イソニアジドの誘導体）とイミプラミンに抗うつ効果があるという最初の報告がなされた。偶然性と鋭い臨床的洞察力により，これらの先駆的な抗うつ薬の発見につながった。イプロニアジドの抗うつ効果は，当初結核の治療目的で使用中に見出された。のちに，モノアミン酸化酵素の阻害活性を有していることが判明した。初の三環系抗うつ薬となるイミプラミンは，クロルプロマジンの抗精神病効果をさらに改良する目的で，その誘導体として合成された。統合失調症に対する効果はなかったものの，気分を高める作用があることに気づいたのである。その後の研究において，これらの抗うつ薬はセ

ロトニンとノルアドレナリンの利用率と代謝を変化させるという生物学的精神医学の大革命を引き起こした。その結果として，感情障害の原因や抗うつ薬の作用機序に関する新説や仮説が生まれた。このようにうつ病の理解が深まったことで，先駆的な抗うつ薬の治療効果の改良を目的として新しい合成研究が始まった。1980年代になると，選択的セロトニン再取り込み阻害薬（SSRI）が導入され，大きな成功を収めた。近年になると，セロトニンとノルアドレナリンの両方の神経伝達に作用する二重作用の抗うつ薬（SNRI）が登場し，臨床で用いられるようになった。このような新しい抗うつ薬の主要な利点は，先駆的な三環系抗うつ薬と比べて副作用が軽減されたことである。

文献

Angst J. Epidemiology of depression. *Psychopharmacology* 1992; **102**: S71–S74.

Asnis GM, Wetzler S, Sanderson WC, Kahn RS, van Praag HM. Functional interrelationship of serotonin and norepinephrine: cortisol responses to mCCP and DMI in patients with panic disorder, patients with depression, and normal control subjects. *Psychiatry Res* 1992; **43**: 65–76.

Schildkraut JJ. The catecholamine hypothesis of affective disorders: a review of supporting evidence. *Am J Psychiatry* 1965; **122**: 509–522.

Van Praag HM. Studies in the mechanism of action of serotonin precursors in depression. *Psychopharmacol Bull* 1984; **20**: 599–602.

I. 神経解剖学

I. 神経解剖学 5

1 神経細胞

　脳は複雑な器官であり，多種多様な役割と並外れた情報処理能力を有している。このとてつもない能力は，神経細胞同士をつなぐ巨大なネットワークによって形成されている。人間の脳にはおよそ10^{10}個の神経細胞が存在すると推定され，ある種の神経細胞は規則正しい投射系路を形成しているが，大脳皮質でみられるように多くの神経細胞は一見無秩序のようなネットワークを形成している。脳には神経細胞の他に，グリア細胞と呼ばれる細胞が存在する。グリア細胞は神経細胞とは異なり電気シグナルを伝達しないが，神経細胞の伝達効率を促進させる。また，グリア細胞は神経細胞を取り囲むように存在し，その支持と保護という役割を担っている。

　神経細胞は，プラスやマイナスに電荷しているイオンを細胞内へ出し入れすることで電気シグナルを伝達する。神経細胞は有核の細胞体，軸索および樹状突起で構成されている（図1）。軸索の末端部は特徴的な構造の神経終末となり，隣接する神経細胞とシナプスを形成する（図2）。

　細胞体で発生し，長い軸索を伝わってきた電気シグナルは，神経終末において神経伝達物質の放出という化学シグナルに切り替わる。化学シグナルに切り替わることにより，情報の緻密な制御を可能にしたのである。通常，神経細胞体は神経核と呼ばれる脳の特定の小さな領域に集団となって存在し，そこから伸びる軸

索が神経路を形成し, 脳内のさまざまな神経支配領域に投射している。

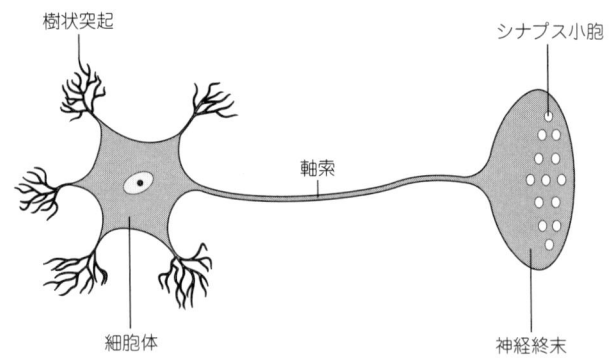

図1
神経細胞の構造

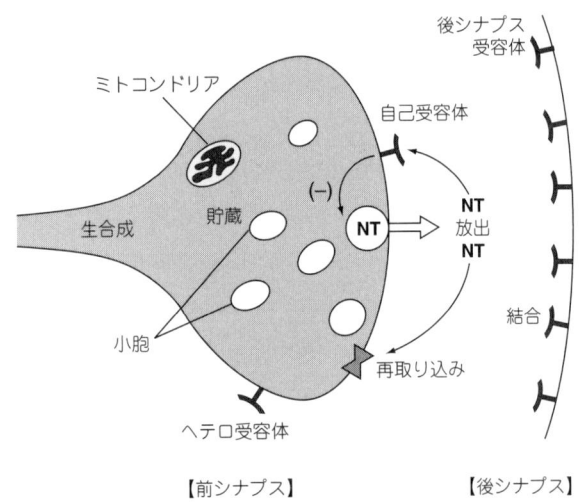

図2
シナプスの模式図（NT：神経伝達物質）

2 シナプス伝達

　軸索終末では電気シグナルとして伝わってきた情報が，化学物質としてシナプス間隙を横切り，次の細胞に伝えられる。軸索はその終末近くで数多くの無鞘性軸索支に枝分かれし，小さく膨らんだ終末ボタン（神経終末）で終わり，隣接する神経細胞とシナプスを形成する。多くの場合は他細胞の樹状突起とシナプスを形成（軸索－樹状突起シナプス）するが，他細胞の細胞体とシナプスを形成（軸索－細胞体シナプス）する場合や，軸索とシナプスを形成（軸索－軸索シナプス）する場合もある。

　1つの神経細胞の軸索は，多数の神経細胞とシナプス連絡しており，さらには他の多くの神経細胞の神経終末からの入力を受けている。このように脳内の神経細胞同士のネットワークは極めて複雑である。

　中枢神経系の複雑なネットワークをコントロールしているのが電気シグナルである。中枢神経系では，一部の特定な神経細胞において，刺激がなくても新たな活動電位が生み出される（自発発火）という特異的な現象が存在する。また，すべての神経細胞において，さまざまな刺激により発火が起こり新たな活動電位が作り出される。これらの発生した電気興奮は，さまざまな様式で後シナプスに伝達され，その興奮が促進されたり，抑制されたりする。その伝達様式に共通したメカニズムは，静止膜電位の変化である（図3）。

　このような複雑な中枢神経系において重要な役割を

担う神経伝達物質は、ミトコンドリアに関連する酵素によって神経細胞内で生合成され、シナプス小胞に貯蔵され、放出されるのを待つ。放出された神経伝達物質の情報は、後シナプス神経細胞において電気シグナルに戻され、さらにはセカンドメッセンジャーのような化学シグナルとしても受け取られる。図2に主要なシナプス伝達プロセスを示す。

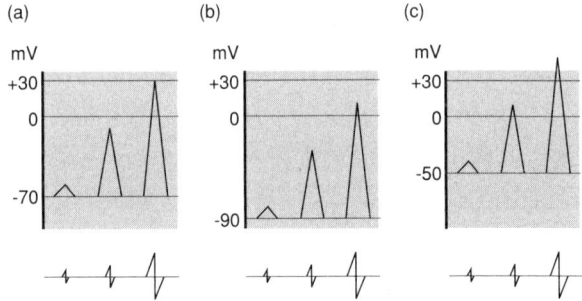

図3
活動電位

神経細胞の種類によって差はあるが、一般的な神経細胞の静止膜電位はおよそ-70mVであり、膜電位が興奮刺激によりおよそ+30mV以上になると活動電位が発生する(a)。神経細胞が刺激に反応するかどうかは、与えられた刺激の強度と静止膜電位の深さに依存する。GABAのような抑制性の神経伝達物質の影響で、膜電位が深い場合は、aと同じ強さの刺激を与えても活動電位は起こらない(b)。一方、グルタミン酸のような興奮性の神経伝達物質の影響で膜電位が浅い場合は、より弱い刺激でも活動電位が誘発される(c)。

補足1 神経伝達物質の動態

- 神経伝達物質の前駆体は能動的な再取り込みシステムによって神経細胞に取り込まれ，神経終末内の酵素により神経伝達物質が合成される。さらには，細胞体などで神経伝達物質が生合成され軸索輸送によって神経終末に運ばれることも明らかとなっている。
- 神経伝達物質はシナプス小胞に貯蔵される。
- 活動電位が神経終末に達するとシナプス小胞は細胞膜と合体し，カルシウム依存性の開口分泌で神経伝達物質を放出する。
- 神経伝達物質はシナプス間隙に広がり，前シナプスや後シナプス膜上の受容体に結合する。後シナプス受容体はセカンドメッセンジャーないし電気シグナルとして情報を受け取り伝達する。電気シグナルの場合は，新しい活動電位の発生，活動電位の増強あるいは抑制などの様式をとる。前シナプス受容体が刺激を受けるとネガティブフィードバック機構が働き，神経伝達物質の放出を抑制する。ある神経伝達物質の放出は近傍ないしその神経細胞自身に投射している他の細胞の神経終末から放出される異なった神経伝達物質によっても制御されることがある（**補足2**）。
- 神経伝達物質は受容体と結合するとすぐに受容体から解離し，次の伝達に備えるために速やかにシナプス間隙から除去される。分解酵素による速やかな不活性化あるいは神経終末に存在する取り込み部位からの能動的な再取り込みというプロセスがある。再取り込みはモノアミンのようなある種の神経伝達物

質に限られている。酵素による分解は，アセチルコリンではシナプス間隙で行われる。モノアミンのように再取り込みされた神経伝達物質の一部はただちに神経終末内で酵素によって分解され，その不活性代謝物は細胞外に拡散する。

補足2　前シナプス自己受容体とヘテロ受容体

　前シナプス受容体には自己受容体とヘテロ受容体という2つのタイプの異なる受容体がある。自己受容体は，その受容体が存在する神経細胞から放出された神経伝達物質が結合する。その神経伝達物質の放出を制御する働きをしており，一般的には放出を抑制する。ヘテロ受容体は，その受容体が存在している神経細胞の伝達物質ではなく，異なった特定の神経伝達物質が結合する。例えばセロトニン神経終末にアドレナリンα_2受容体がヘテロ受容体として存在し，ノルアドレナリンがこのヘテロ受容体を介してセロトニンの放出を制御していることが報告されている。

II. 神経伝達物質

1 セロトニン

　セロトニンは，脳内のセロトニン神経細胞内に存在するだけでなく，血小板，肥満細胞，消化管のエンテロクロマフィン細胞などにも存在する。血小板から放出されるセロトニンは，多くの血管において強力な血管収縮作用をもつ。この血管収縮は片頭痛発作に関与している。消化管のセロトニンは平滑筋の収縮を引き起こし，その結果として，緊張性が高まり，運動性が亢進する。消化管における過度のセロトニン性の刺激は悪心や嘔吐を引き起こす。

(1) 生合成

　セロトニンは脳-血管関門を通過できないため，脳内のセロトニン神経は神経細胞内で神経伝達物質であるセロトニンを合成する。主に食事から摂取されるアミノ酸の一種トリプトファンは，血液循環から容易に脳内に入りセロトニン神経細胞に取り込まれる。トリプトファンはトリプトファン水酸化酵素によって5-ヒドロキシトリプトファン（5-HTP）に変換する。次いで5-HTP脱炭酸酵素によって，5-HTPからセロトニンが生成される。セロトニンはシナプス小胞に貯蔵され，放出の時を待つ。活動電位が神経終末に伝わると，カルシウム依存性のプロセスにより，セロトニンはシナプス間隙に放出される。

　放出されたセロトニンは，セロトニン高親和性のトランスポーターを介して神経終末に能動的に再取り込

みされることによりシナプス間隙から取り除かれる。神経終末に取り込まれたセロトニンの一部は，シナプス小胞に貯蔵され再利用される。残りは，神経細胞内（特にミトコンドリア）に局在するモノアミン酸化酵素の働きによって5-ヒドロキシインドール酢酸（5-HIAA）に代謝される。

(2) 神経支配

セロトニンを含む神経細胞体は中脳の縫線核に集合していて，そこから脳内のさまざまな領域へ投射している（図4，補足3）。

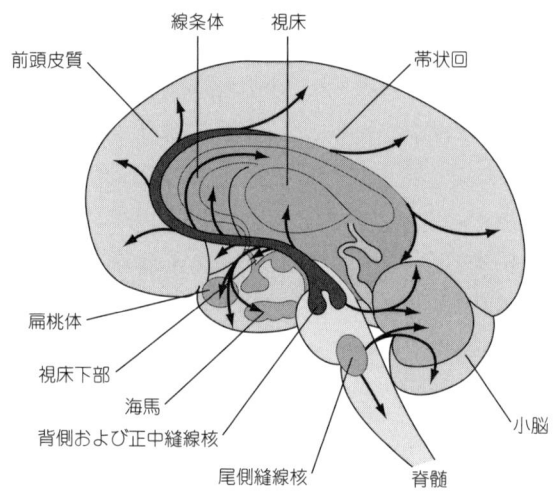

図4
セロトニン神経投射路（ヒト脳の矢状断）

> **補足3　セロトニン投射路の多様性**
>
> 　近年，セロトニン神経の起始核である背側縫線核と正中縫線核の神経細胞の相違に関する興味深い発見があった。
>
> 　正中縫線核からのセロトニン神経線維は主に海馬と中隔に向かっており，形態学的特徴としては，軸索が太く軸索終末で多くの膨隆部（varicosity）をもっている。一方，背側縫線核からのセロトニン神経線維は主に大脳皮質，線条体に投射しており，その軸索は細い。向精神薬を含むいくつかの薬剤は，同じ神経伝達物質の神経でも，異なった神経投射路に対して異なった感受性を有していることが知られている。このように神経細胞は，投射経路によって解剖学的，形態学的，薬理学的，そして機能的にも高度に特殊化している。
>
> 　この信じられないほど複雑なシステムにより，多彩で非特異的な薬理作用を有するある種の向精神薬が脳内で，比較的限定された，かつ言葉では言い表しにくい効果を発揮できるのであろう。

(3) 脳内セロトニンの機能的役割

　脳内神経伝達物質であるセロトニンの機能的役割の知識は，セロトニンの作用を変化させるさまざまな薬物を用いた膨大な実験的スタディからの情報集積によるものである。セロトニンは，睡眠と不眠，気分と感情，食欲，体温調節，性行動などのコントロールに関与している。

　薬物の主な作用部位は，生合成の過程，貯蔵と放出

補足4　脳内セロトニン濃度に影響する薬物

- 中枢神経系のセロトニン含量は，セロトニン合成阻害薬の投与で減少させることができる。例えば，p-クロロフェニルアラニンはトリプトファン水酸化酵素を阻害し，脳内セロトニンを枯渇させる。そこにセロトニンの前駆体である5-HTPを投薬すると，脳内セロトニン濃度を回復させることができる。

- シナプス小胞膜を破壊するレセルピンやテトラベナジンは，急激かつ無秩序にモノアミンの放出を引き起こす，その結果，セロトニンの貯蔵を枯渇させる。レセルピン（以前は抗高血圧薬として使用されていた）は，しばしばうつ状態や鎮静を引き起こすことが知られており，その理由はレセルピンによって脳内のセロトニンやノルアドレナリンの貯蔵が枯渇したためと考えられている。実際に，レセルピンの薬理作用機序が解明されたことにより，今日のうつ病の病態の理解が深まった。フェンフルラミンやp-クロロアンフェタミンは神経終末からのセロトニンの放出を促進し短期的にはセロトニン神経の賦活作用を有するが，長期的にはセロトニンの貯蔵を枯渇させ，その神経活動を抑制する。

- モノアミン酸化酵素阻害剤（MAOI）は，セロトニンの代謝を阻害することによりセロトニン含有量を増加させる。そのためうつ病の治療に効果的である。選択的セロトニン再取り込み阻害薬（SSRI）などは，再取り込みを阻害することによりシナプス間隙のセロトニン濃度を上昇させる。

の調節，再取り込み部位，後シナプスの伝達過程である（p.6，図2）。

(4) セロトニン受容体

セロトニン受容体のさまざまなサブタイプの同定は，生物学的精神医学にとって非常に重要なことである。なぜならば，セロトニンの神経支配は精神疾患でみられる多くの行動異常や感情の障害に関与しているからである。15種類以上のセロトニン受容体のサブタイプが発見されてきており，製薬会社はそれらのひとつに特異的に作用する化合物の探索を積極的に行っている。なぜなら，副作用が少ない画期的な新薬の開発が期待できるからである。図5には，セロトニンによる神経伝達に重要な役割を担っている受容体の局在を示す。

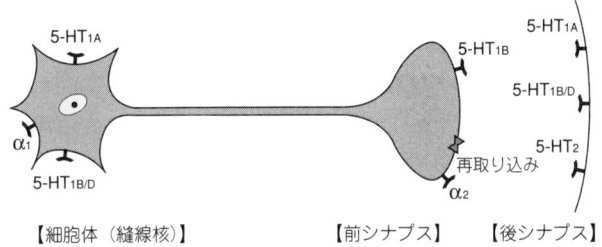

図5
セロトニン神経細胞と受容体の関係（5-HT：セロトニン）

2 ノルアドレナリン

ノルアドレナリンは副腎髄質，交感神経，交感神経節および脳内に存在する。

(1) 生合成

ノルアドレナリンの前駆体であるアミノ酸はチロシンで，食事から摂取され，容易に脳内へ入ることができる。チロシンはチロシン水酸化酵素によって3,4-デヒドロキシフェニルアラニン（ドーパ，dopa）になり，さらにドーパ脱炭酸酵素によってドーパからドパミンが生合成される。これらの酵素はノルアドレナリン神経終末の細胞質に豊富に存在している。ドパミンはドパミン-β-水酸化酵素の働きによってノルアドレナリンになる。こうして生合成されたノルアドレナリンはシナプス小胞内に貯蔵され，放出の時を待つ。活動電位が神経終末に伝わると，カルシウム依存性のプロセスにより，ノルアドレナリンはシナプス間隙に放出される。

シナプス間隙に放出されたノルアドレナリンの働きは再取り込みと代謝という2つのプロセスで不活性化される。すなわち，放出されたノルアドレナリンは再取り込み部位から急速に神経終末内へ取り込まれ，その一部は再利用のためシナプス小胞に貯蔵される。残りは，モノアミン酸化酵素（MAO）やカテコール-O-メチル基転移酵素（COMT）の働きにより分解される。

(2) 神経支配

主要な脳内ノルアドレナリン神経投射路は、青斑核に集合する神経細胞体から始まる（図6）。ここからの神経線維は背側ノルアドレナリン（NA）束を形成し、途中で小脳、視床、視床下部、海馬へ側枝を投射しながら吻側へ投射している。最終的に、これら神経線維は新皮質内に拡散して終末している。これ以外の主要な投射路として、青斑核以外から始まり視床下部と扁桃体に投射する腹側NA束がある。

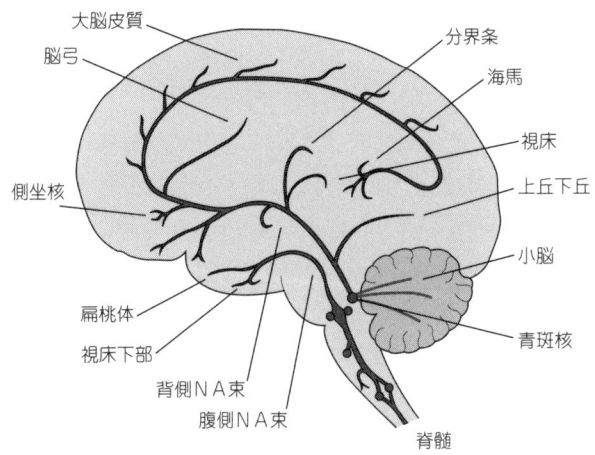

図6
ノルアドレナリン神経投射路（ヒト脳の矢状断）

(3) 脳内ノルアドレナリンの機能的役割

青斑核のニューロンは興味や注意力の調節に関与しており、脳内のノルアドレナリン神経は学習を促進す

るための補助的な役割をしていると考えられている。さらには、睡眠・覚醒、気分・感情のコントロールにおいて重要な役割を担っている。

　薬物の主な作用部位は、生合成の過程、貯蔵と放出の調節、再取り込み部位、代謝、後シナプスの伝達過程である（p.6、図2）。

補足5　脳内ノルアドレナリン濃度に影響する薬物

- α-メチル-p-チロシンはチロシン水酸化酵素の働きを阻害し、ノルアドレナリンの生合成を抑制する。
- レセルピンやテトラベナジンはシナプス小胞を破壊することにより、セロトニンだけでなくノルアドレナリンの放出も促し、ノルアドレナリンを枯渇させる。チラミン、エフェドリン、アンフェタミンなどはノルアドレナリン再取り込み部位から神経終末に取り込まれ、シナプス小胞内のノルアドレナリンを追い出してノルアドレナリンの役割を模倣する。短期的にはノルアドレナリン神経の賦活作用を有するが、長期的にはノルアドレナリン神経活動を低下させる。
- モノアミン酸化酵素阻害薬（MAOI）はノルアドレナリンの代謝を阻害することによりノルアドレナリン含有量を増加させる。そのためうつ病の治療に効果的である。三環系抗うつ薬などは再取り込みを阻害することによりシナプス間隙のノルアドレナリン濃度を上昇させる。

(4) ノルアドレナリン受容体

　神経終末から放出されたノルアドレナリンの作用は，後シナプスに存在するアドレナリン受容体サブタイプ（α受容体，β受容体）によって介される。前シナプスにはα2受容体のサブタイプが存在し，自己受容体として働いている。図7に，ノルアドレナリンによる神経伝達に重要な役割を担っている受容体の局在を示す。

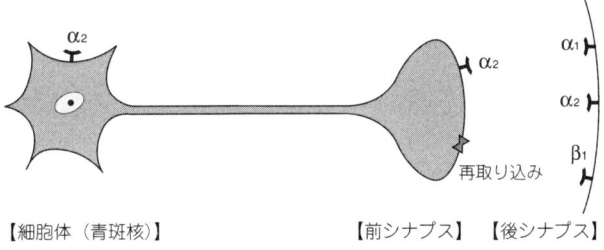

図7
ノルアドレナリン神経細胞と受容体の関係

3 ドパミン

ドパミンはノルアドレナリンの前駆体だけでなく，それ自身が神経伝達物質として働いている。ドパミン神経はノルアドレナリン神経と多くの点で類似しているが，最も大きな違いは，ドパミン神経終末にはドパミンをノルアドレナリンに転換するドパミン-β-水酸化酵素が存在しないことである。これによって生合成の最終産物はドパミンとなり，シナプス小胞に蓄えられカルシウム依存性メカニズムによって神経終末から放出される。

(1) 神経支配

ドパミンを神経伝達物質としている重要な投射経路が3つある（図8）。

黒質に存在するドパミン神経細胞体から始まる黒質－線条体路は尾状核－被殻複合体（新線条体）へ軸索を送っている。この経路は，脳内の錐体外路系の一部となっている。

黒質の近傍にある中脳腹側被蓋野のドパミン細胞は中脳辺縁系－前頭皮質路を形成している。この経路は新線条体，辺縁系，扁桃体，側坐核，中隔，嗅結節，さらには前頭皮質へ向かっている。隆起漏斗路は比較的短く，視床下部の弓状核から正中隆起へ軸索を伸ばしている。

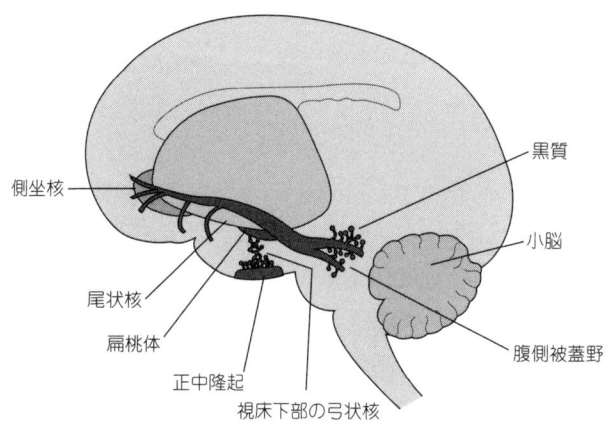

図8
ドパミン神経投射路(ヒト脳の矢状断)

(2) 脳内ドパミンの機能的役割

ドパミン神経の中で,特に黒質-線条体路は動作の微妙なコントロールに関与している。この経路が変性すると,パーキンソン病のようなある種の神経障害を引き起こす。脳内のドパミンは認知障害や情動障害にも関与している。統合失調症に用いられるある種の抗うつ薬の主要な薬理作用は,ドパミン受容体の遮断である。

(3) ドパミン受容体

今までに,ドパミンD_1受容体からD_5受容体までのサブタイプが発見されている。前シナプス神経終末上に存在する自己受容体(D_2受容体など)には,ドパミンの放出を抑制する働きがある(図9)。前シナプスのD_2

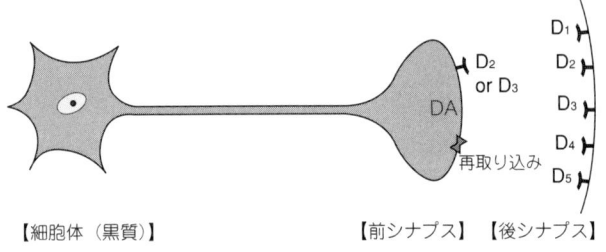

図9
ドパミン神経細胞と受容体の関係

受容体は、パーキンソン病の治療に用いられるドパミン作動薬の作用部位として知られている。また、統合失調症に用いられる抗精神病薬はドパミン受容体の遮断作用を有している。

4 アセチルコリン

(1) 生合成

アセチルコリンは，神経終末内でアセチルCoAとコリンから合成される（図10）。ヒトは体内でコリンを合成できないので，コリンは食事から摂取しなければならない。アセチルコリンはシナプス小胞に貯蔵され，カルシウム依存性の開口分泌によって放出される。放出されたアセチルコリンは後シナプス上の受容体に結合して，その情報を伝達させる。アセチルコリンはアセチルコリンエステラーゼによって，急速に分解されることにより不活性化する。

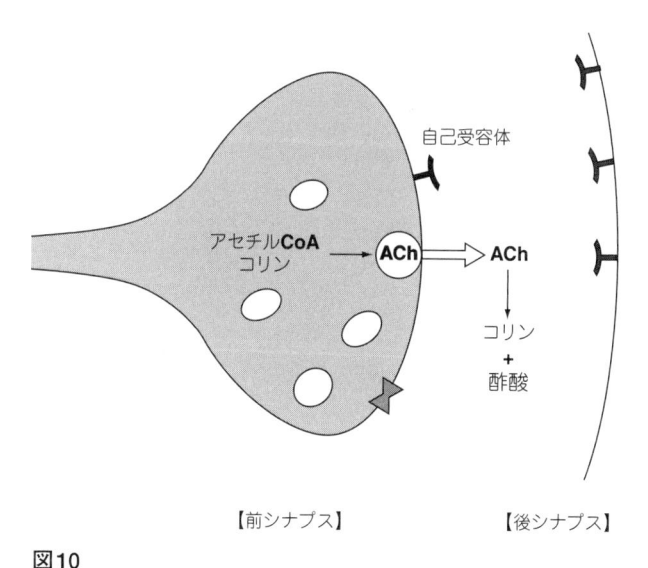

図10
コリン作動性神経シナプス

(2) 神経支配

図11に，主な脳内のコリン作動性神経投射路を示す。大脳皮質に投射している多くのコリン作動性神経線維は，マイネルト核を起源としている。それ以外の主要な神経路として，中隔から海馬へ投射している経路がある。線条体はアセチルコリンとその関連酵素の濃度が高い組織であり，この線条体および側坐核には，介在ニューロンとしての短いコリン作動性神経が存在している。これらは，この部位でドパミン神経と接続している。

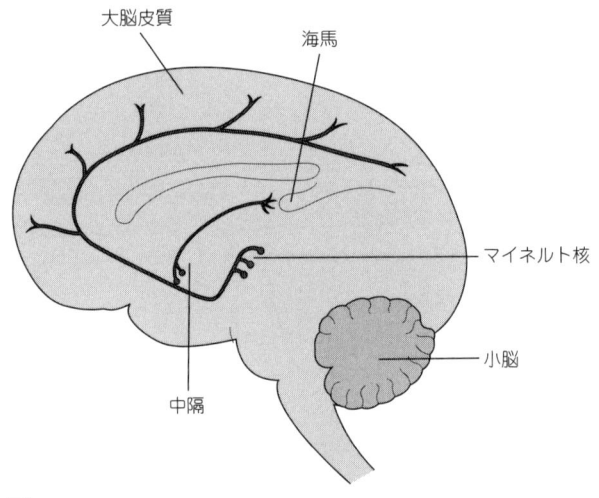

図11
コリン作動性神経投射路（ヒト脳の矢状断）

(3) 中枢および末梢神経系における機能的役割

コリン作動性神経がどのような働きをしているかに

ついては,他の神経伝達物質の機能解明と同様に,この神経系の働きを変化させる薬物の作用機序解明から始まった。例えば,アセチルコリンによる脳内の神経伝達を変化させる薬物は記憶と認知に影響を及ぼすことが古くから知られている。アセチルコリンの生合成能力は,神経終末へのコリンの再取り込みを阻害する薬剤によって間接的に変化させることができる。アセチルコリンエステラーゼの作用を阻害する薬剤は,アセチルコリンの分解を抑制し,蓄積させ,受容体への作用を増強する。例えば,アセチルコリンエステラー

表2
副交感神経の遮断による反応

効果器官	反応
目	虹彩の弛緩(瞳孔散大)
	かすみ目
心臓	心拍数増加
	収縮性増加
	伝導速度増加
血管	収縮
気管支	弛緩
消化管	蠕動と緊張の減少
	括約筋の収縮
	分泌の抑制
泌尿器	排尿筋の弛緩
	膀胱三角筋と括約筋の収縮
内分泌腺	唾液,涙,汗の分泌抑制

ゼ阻害薬であるフィゾスチグミン，タクリン※，ドネベジルは動物で学習や記憶に関係する行動を促進することが知られており，タクリン※とドネベジルはアルツハイマー治療薬としてアメリカで承認されている。

アセチルコリンの末梢作用は，コリン作動性神経系の神経支配を受けている器官が多いため，全身にわたって多彩である。ムスカリン性アセチルコリン受容体に対するアセチルコリンの作用は，三環系抗うつ薬により影響を受ける。コリン作動性副交感神経の遮断による反応を表2に示す。

(4) アセチルコリン受容体

アセチルコリンの受容体は，脳にも末梢組織にも存在するニコチン性アセチルコリン受容体とムスカリン性アセチルコリン受容体に大きく分類される。抗うつ薬の作用点となるのはムスカリン性アセチルコリン受容体である。

ムスカリン性アセチルコリン受容体作動薬は振戦を惹起することが知られており，この効果はムスカリン性アセチルコリン受容体遮断薬で拮抗される。三環系抗うつ薬の好ましくない副作用の一部は，後シナプス上のムスカリン性アセチルコリン受容体を介している。前シナプスに存在するムスカリン性アセチルコリン受容体は，自己受容体としてアセチルコリンの放出の抑制を，ヘテロ受容体として他の神経伝達物質の放出を制御している。

5 ヒスタミン

　末梢組織において、ヒスタミンは非常に重要な生理活性物質である。脳内では、他の組織に比べてヒスタミン含有量は少ないが、神経伝達物質として重要である。脳内での分布は不均一であり、視床下部のヒスタミン濃度が最も高い。

(1) 生合成
　ヒスタミンは脳-血管関門を通過することができない。前駆物質であるヒスチジンが末梢血から脳内に入り、神経終末内に存在するヒスチジン脱炭酸酵素の働きでヒスチジンからヒスタミンが生合成される。合成されたヒスタミンは小胞に貯蔵され、他の神経伝達物質と同様にカルシウム依存性の開口分泌によってシナプス間隙に放出される。

(2) 神経支配
　ヒスタミン含有神経細胞は脳幹の視床下部後部に存在している。その神経線維は内側前頭束を通って上行し、左右大脳半球に投射している。ヒスタミンを含有する神経終末は大脳皮質全体、さらには海馬でも確認されている。

(3) ヒスタミンの機能的役割とその受容体
　脳内におけるヒスタミン H_1 受容体と H_2 受容体の存在は、古くから知られている。H_1 受容体のアンタゴニス

ト（古典的な抗ヒスタミン薬）は制吐薬や抗アレルギー薬として知られているが，脳内では鎮静作用が主たる薬理作用である。すなわち，脳内ヒスタミンの重要な作用のひとつは，覚醒と睡眠のコントロールである。また，ヒスタミンは中枢性の悪心・嘔吐にも関与している。脳内 H_2 受容体の役割については，まだ未解明な部分が多い。

　3番目のサブタイプである H_3 受容体は脳内においてヒスタミン神経終末上に分布しており，自己受容体としてヒスタミンの放出を制御する働きをしている。

文献

Barnes NM, Sharp T. A review of central 5-HT receptors and their function. *Neuropharmacology* 1999; **38**: 1083–1152.

Deakin JKW, Crow TJ. Monoamines, rewards and punishments: the anatomy and physiology of the affective disorders. In: Deakin J, ed. *The Biology of Depression*. London: Royal College of Psychiatrists, Gaskell Press, 1986: 1–25.

Göthert M, Schlicker E. Regulation of 5-HT release in the CNS by presynaptic 5-HT autoreceptors and by 5-HT heteroreceptors. In: Baumgarten HG, Göthert M, eds. *Handbook of Experimental Pharmacology: Serotonergic neurons and 5-HT receptors in the CNS*. Heidelberg: Springer, 1997: 307–350.

Molliver ME. Serotonergic neuronal systems: what their anatomic organization tells us about their function. *J Clin Psychopharmacol* 1987; **7**(6 suppl): 3S–23S.

Moret C. Pharmacology of the serotonin autoreceptor. In: Green AR, ed. *Neuropharmacology of Serotonin*. Oxford: Oxford University Press, 1985: 21–49.

Nutt DJ. Noradrenaline in depression: half a century of progress. *J Psychopharmacol* 1997; **11**(4 suppl): S3.

Redmond AM, Leonard BE. An evaluation of the role of the noradrenergic system in the neurobiology of depression: a review. *Hum Psychopharmacol* 1997; **12**: 407–430.

III. 抗うつ薬

さて，神経細胞の構造と神経伝達物質の役割などについて触れてきたが，各種神経伝達物質の働きは，抗うつ薬の効果と副作用の発現にも深く関与している。ここでは，抗うつ薬の作用について系統的に解説する。

1 モノアミン酸化酵素阻害薬

モノアミン酸化酵素阻害薬（MAOI）は三環系抗うつ薬と並んで先駆けの抗うつ薬として登場した。しかしながら，MAOIは副作用と他薬や食物との強力な相互作用のために，他の抗うつ薬ほど使用されていない。

MAOIの抗うつ効果は意外なことから判明した。結核の治療薬として用いられたイプロニアジドの気分の高揚作用が1950年代に認められ，のちにモノアミン酸化酵素を阻害する働きを有していることが判明した。MAOIはモノアミン酸化酵素によるモノアミン神経伝達物質（セロトニン，ノルアドレナリン，ドパミン）の分解を阻害する。その結果，神経終末内のモノアミン含量が増加することにより，モノアミン神経伝達物質の放出量の増加，後シナプスの受容体への情報伝達の増強が生じる。この一連の変化が抗うつ効果に重要と一般的に考えられている。

すべての抗うつ薬と同様に，抗うつ効果発現までに時間を要する。モノアミン酸化酵素の阻害という生化学的に短時間の反応であるのにもかかわらず，効果発現までに3週間かかることもある。加えて，最大効果を得るためにはさらに数週間の投薬が必要となる。

MAOIの最大の欠点は，食物に含まれるある種の成分と相互作用を引き起こすことである。日常的に摂取されるチーズ，赤ワイン，酵母抽出物，そら豆などの食品はチラミンを多量に含んでいる。通常，摂取されたチラミンは肝臓のモノアミン酸化酵素によって速やかに代謝されてしまうため無害である。しかし，この酵素の働きが阻害されると，チラミンは末梢循環に入り，交感神経終末に取り込まれ，貯蔵されているノルアドレナリンを追い出してしまう。その結果，血圧が急激に上昇し危険な状態となるため，チラミン含有が高い食品の摂取は禁忌である。

　さらには，MAOIの薬理作用は，三環系抗うつ薬などのモノアミン再取り込みを阻害する薬物の効果を増強するため，これらの薬物との併用も禁忌である。また，他薬との切り替えの際には十分なwash out期間を設けなければならない。脳内のモノアミン神経を過度に刺激することにより，振戦，不眠，激越，さらには譫妄や幻覚を起こすことがある。またMAOIによる口渇，かすみ目，排尿困難もノルアドレナリン作動性交感神経の過活動の結果である。三環系抗うつ薬においても同様な副作用が認められるが，この場合はコリン作動性副交感神経の抑制が原因である。睡眠障害，起立性低血圧，性機能障害などもMAOIの一般的な副作用である。

2 三環系抗うつ薬

　MAOIと同じように，三環系抗うつ薬も偶然に発見された。クロルプロマジンの誘導体として合成されたイミプラミンは当初，抗精神病薬として期待されたが，その効果はなかった。しかしながら，洞察力の鋭い臨床医と臨床実験に厳しい規制がなかった当時の環境により，イミプラミンの抗うつ効果が明らかとなった。その後，イミプラミンの化学構造を模倣した多くの三環系抗うつ薬が開発された。三環系抗うつ薬は幅広く使用されるようになり，いまだにポピュラーな抗うつ薬である。とりわけ，安価なジェネリック薬品として人気がある。

　抗うつ薬の作用機序の解明がうつ病の精神薬理学の知識の深まりに大きく貢献してきた。三環系抗うつ薬はノルアドレナリンとセロトニンの神経終末への再取り込みを阻害する。ほとんどの三環系抗うつ薬はドパミンの再取り込みに対してあまり影響を与えない。ノルアドレナリンとセロトニンの再取り込みを阻害することによりシナプス間隙のこれらモノアミンの量を増加させる。うつ病患者やうつ病の動物モデルにおいて，これら神経の働きが低下している知見があり，それを補うことにより三環系抗うつ薬は抗うつ効果を発揮すると考えられた。こうしてモノアミン仮説が唱えられたが，理論的には問題が残っていた。

　三環系抗うつ薬によるモノアミン再取り込み阻害作用は，生化学的にも薬理学的にも短時間で生じるが，

臨床での明らかな治療効果の発現までには2－3週間の時間を要する。うつ病からの完全寛解となると，抗うつ薬の投薬開始から数カ月かかることがある。このように抗うつ薬の治療効果には長い時間を要することから，モノアミンの再取り込み阻害作用という直接的な薬理作用よりも，それが引き金となって長期的にみて変化してくる何らかの適応変化が抗うつ効果により深く関与しているのではと考えられるようになった。

　三環系抗うつ薬はモノアミン再取り込みの阻害に必要な濃度で，さまざまな神経伝達物質の受容体に結合しその効果を遮断する。この受容体遮断作用は，三環系抗うつ薬のさまざまな副作用の原因と考えられている。

ムスカリン性アセチルコリン受容体の遮断に起因する副作用

- 口渇
- 便秘
- 尿閉
- かすみ目
- その他の抗コリン作用

アドレナリンα_1受容体の遮断に起因する副作用

- 起立性低血圧
- めまい
- 鎮静

ヒスタミンH_1受容体の遮断に起因する副作用

- 体重増加
- 鎮静

 このような受容体遮断に関連した副作用に加えて，三環系抗うつ薬は脂溶性が高く，細胞膜の特性を容易

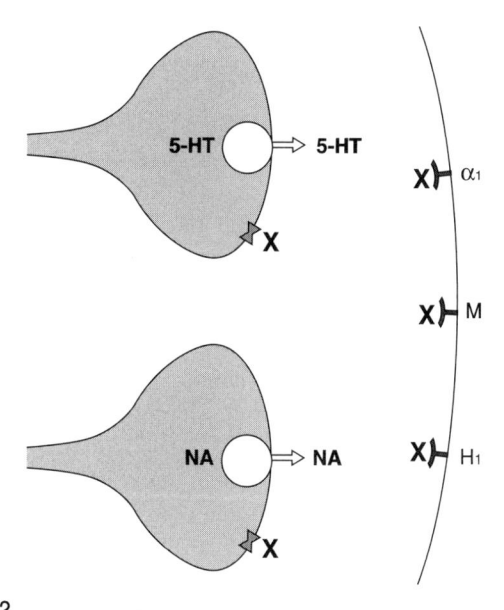

図12

三環系抗うつ薬の作用機序

三環系抗うつ薬はセロトニン再取り込みの阻害，ノルアドレナリン再取り込みの阻害およびさまざまな神経伝達物質受容体に対する遮断作用を有している。

α_1：アドレナリンα_1受容体

M：ムスカリン性アセチルコリン受容体

H_1：ヒスタミンH_1受容体

5-HT：セロトニン

NA：ノルアドレナリン

に変化させるため,心臓の伝導度を変化させる。図12は三環系抗うつ薬の主要な薬理学的作用点を示した。

　このようなさまざまな副作用の影響による患者コンプライアンスの低下を防止するために,その臨床効果より低い用量での治療を行ってしまい,本来の抗うつ効果を得られないケースが多い。さらに深刻な問題としては,三環系抗うつ薬を過剰服薬すると死に至るため,自殺念慮や自殺企図のある患者には最大限の配慮が必要となる。

3 選択的再取り込み阻害薬

三環系抗うつ薬の副作用発現機序が薬理学的に明らかになると,多くの研究は,抗うつ効果に関連しているモノアミンの再取り込みだけを選択的に阻害し受容体には作用しない薬剤の開発に向けられた。

(1) ノルアドレナリン再取り込み阻害薬

ノルアドレナリンの再取り込みが強く,セロトニンの再取り込みが弱い抗うつ薬は数多く知られている。デシプラミン※,ノルトリプチリン,プロトリプチリン,ロフェプラミンなどがこの性質を有している。しかしながら,これらの抗うつ薬は三環系抗うつ薬であり,心毒性をはじめ好ましくない副作用をもっている。レボキセチン※は,近年ヨーロッパで承認された非三環系の選択的ノルアドレナリン再取り込み阻害薬である。三環系をしのぐ抗うつ効果が報告されており,脳内のノルアドレナリンの作用増強によりうつ状態を改善し,シナプス上の受容体に影響を与えないため副作用が少ないという特徴がある。

(2) セロトニン再取り込み阻害薬

過去数十年間において,受容体への親和性とそれに関連する副作用が少ない抗うつ薬の開発研究に莫大な努力が費やされてきた。加えて,ノルアドレナリンに作用する化合物は心臓循環器系に影響を及ぼす可能性があるということが誇張されすぎて,関心はセロトニ

ン神経系に選択的な化合物の探索に向けられてきた。この考え方は長期的な視野に立っていなかったことをあとで述べる。いずれにせよ、三環系抗うつ薬からの最初の大きな飛躍は選択的セロトニン再取り込み阻害薬（SSRI）の登場であった。SSRIは各種受容体に対す

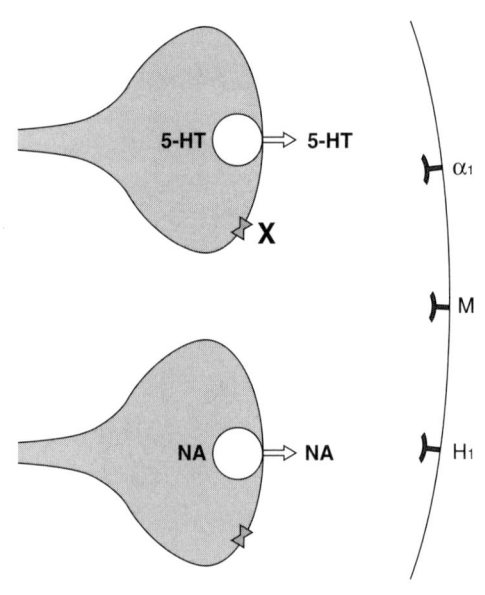

図13

SSRIの作用機序

SSRIは選択的にセロトニン再取り込みを阻害し、さまざまな神経伝達物質受容体に影響を及ぼさない。

α_1：アドレナリンα_1受容体

M：ムスカリン性アセチルコリン受容体

H_1：ヒスタミンH_1受容体

5-HT：セロトニン

NA：ノルアドレナリン

る親和性が低く,特異的にセロトニンの再取り込みを阻害する。

図13には,SSRIの作用機序を示した。

毒性上の問題から,初期のSSRIであるzimelidineとindalpineは市場から撤退したが,その後フルオキセチン※の登場でSSRIの有用性が明確となり,世界中で広く処方されるようになった。その後,フルボキサミン,パロキセチン,セルトラリン,シタロプラム※,エスシタロプラム※が開発された。これらの薬剤の薬理学的特徴は非常に類似しているが,臨床的特徴はそれぞれ相

表3
SSRIのセロトニン受容体刺激に関連する副作用

5-HT$_2$受容体の刺激
焦燥
アカシジア
不安
パニック発作
不眠
性機能障害(性欲の減退,オルガズム消失,射精困難)
5-HT$_3$受容体の刺激
悪心
消化管の痛み
下痢
頭痛

違がある。

　三環系抗うつ薬と比較してSSRIは忍容性に優れ，抗コリン作用や心毒性がない。しかしながら，抗うつ効果は三環系抗うつ薬より優れておらず，効果発現も速くない。副作用が全くないわけではなく，脳や末梢組織のさまざまなセロトニン受容体を過剰刺激することが一因と考えられる副作用が存在する（表3）。さらには，SSRIの多くはチトクロームP450系の阻害作用を有しており，ある種の向精神薬との併用で薬物相互作用を引き起こす。

4 二重作用抗うつ薬

 現状では,セロトニンの再取り込みを選択的に阻害するSSRIが最も広く処方されている抗うつ薬である。しかしながら,ノルアドレナリンの機能を賦活させるとうつ病の主症状に有効であるという膨大な検証がある。デシプラミン※やロフェプラミンのようなノルアドレナリン再取り込み阻害を選択的に阻害する三環系抗うつ薬は,30年以上も前からその有効性を示している。さらには,ミアンセリンやミルタザピン※などの前シナプスのアドレナリンα_2受容体を遮断し,ノルアドレナリン伝達を増強する薬物の抗うつ効果も立証されている。電気ショック療法はうつ病治療に極めて有効であるが,電気ショック刺激によりノルアドレナリンの放出が増加することが判明している。以上のように考えるとノルアドレナリン作動性の薬物が,長期にわたって軽視されてきたことは驚くべきことである。近年,ヨーロッパで承認されたレボキセチン※は選択的なノルアドレナリン再取り込み阻害薬であり,三環系抗うつ薬とは異なり,さまざまな神経伝達物質受容体に影響しないという特徴をもった非常に興味深い抗うつ薬である。しかし,さらに魅力的なのは,単一の作用(セロトニンのみ,あるいはノルアドレナリンのみの作用)より二重作用(セロトニンとノルアドレナリンの両方に作用)のほうがより優れているという考えの立証である。

 デンマークで実施された,中等度から重症度の大う

つ病患者を対象とした臨床研究において，二重作用の三環系抗うつ薬であるクロミプラミンの抗うつ効果がシタロプラム※やパロキセチンのようなセロトニンのみに作用する抗うつ薬よりも優れていたことが報告された。

もっと近年では，SSRIと三環系抗うつ薬の比較試験を行ったすべての試験を対象としたメタ解析において，入院患者やハミルトンうつ病評価尺度の点数が高い患者では，SSRIよりも三環系抗うつ薬のほうが優れた抗うつ効果を示すことが報告された。

この報告の以後に，三環系抗うつ薬をノルアドレナリン再取り込みのみを阻害するものと，セロトニンとノルアドレナリン両方の再取り込みを阻害するものに分けて，SSRIとのメタ解析が実施された。その結果は，二重作用の三環系抗うつ薬はSSRIよりも抗うつ効果が高く，単一作用の三環系抗うつ薬はSSRIと差がないというものであった。

近年の他の研究においてもSSRIと選択的ノルアドレナリン再取り込み阻害薬を併用することにより，有効性が高くなることが報告されている（図14）。

単一作用よりも二重作用のほうが優れているのではという当初の直観が実際に証明されるようになり，ベンラファキシン※，ミルナシプラン，ミルタザピンなどの二重作用抗うつ薬が近年になって登場してきた。ベンラファキシンとミルナシプランはセロトニン・ノルアドレナリン再取り込み阻害薬（SNRI），ミルタザピンはノルアドレナリン作動性・特異的セロトニン作動性抗うつ薬（NaSSA）というカテゴリーの薬剤である。

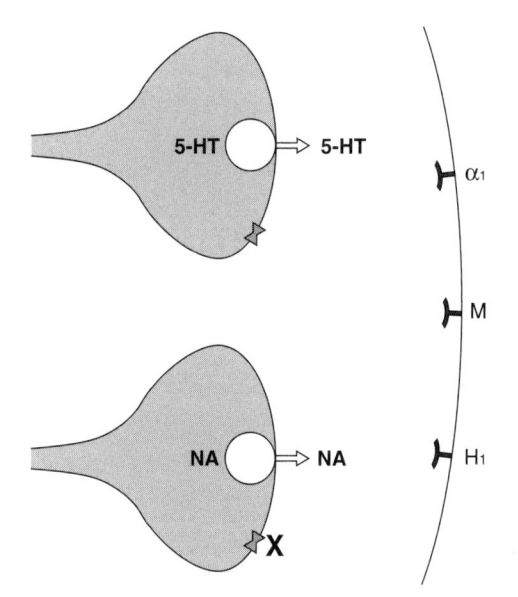

図14
SNRIの作用機序

SNRIはセロトニン再取り込みとノルアドレナリン再取り込みの両者を阻害し，さまざまな神経伝達物質受容体に影響を及ぼさない。

α₁：アドレナリンα₁受容体
M：ムスカリン性アセチルコリン受容体
H₁：ヒスタミンH₁受容体
5-HT：セロトニン
NA：ノルアドレナリン

二重作用の抗うつ薬は，とりわけ重度のうつ病患者においてSSRIよりも臨床的有用性が示されている。これらの個々の二重抗うつ薬の特徴を解説する前に，なぜ二重作用なのかについて理由を探ってみたい。

(1) なぜ，単一作用の抗うつ薬よりも 二重作用の抗うつ薬が優れているのか

　まえがきで触れているように，うつ病にはさまざまな症状があり，うつ病患者すべてに同じ症状が発現するのではない。症状によってその発症に深く関わっている神経系が存在すると一般的に考えられている。うつ病の個々の症状発現をそれぞれ1つの神経系の機能異常で説明することはできないが，特に重要となる神経系が存在することは間違いない。集中力の欠如，意欲の低下などは主としてノルアドレナリン神経系の機能低下との関わりが強く，いらいら感，食欲不振，自殺念慮などはセロトニン神経系の機能異常の関与が高いと考えられている。抑うつ気分，興味や喜びの減退などの症状は，セロトニン神経とノルアドレナリン神経の両者が同程度に関与している（表4）。

表4
大うつ病（DSM-Ⅳ）の主要および付随する症状とモノアミン神経系の関与

5-HT神経	5-HT神経 NA神経	NA神経
焦燥	抑うつ気分	集中力低下
食欲低下	興味と喜びの減退	制止
リビドー減少	不眠または過眠	意欲低下
自殺念慮	無価値感・罪業	倦怠感
攻撃行動	不安	疲労感
いらいら感	悲哀感	セルフケアの低下

ほとんどの抗うつ薬は，時間経過とともにうつ病のさまざまな症状を，程度の違いこそあっても回復方向に向ける力がある。このことは，うつ病の個々の症状発現と関連の深い神経系が存在するという考えと一見矛盾するようにみえる。脳内の神経細胞のネットワークはとてつもなく複雑で，さまざまなレベルで相互に影響を与え，制御されている。ゆえに，システム内の1つの構成成分を変化させても，間接的な変化が起こり，最終的には他の構成成分に影響を及ぼすことが可能である。したがって，選択的にセロトニン神経系に作用するSSRIが間接的にノルアドレナリン神経系の機能を変化させても不思議ではない。しかしながら，脳内の複雑かつ厳密にコントロールされているシステムにおいては，間接的な変化は緩和されてしまう傾向がある。最初の間接的な作用点から離れるほど，その効果は緩衝されてしまう。SSRIであるシタロプラムによる間接的なノルアドレナリン神経系への影響は，レボキセチンのようなノルアドレナリン神経系に直接働きかける薬物より弱いのは当然である。二重作用抗うつ薬はセロトニン神経とノルアドレナリン神経の両者に同時に直接作用する。このことが二重作用抗うつ薬の優れた抗うつ効果の基盤となっていると思われるが，さらなる知見の集積が必要なことはいうまでもない。

(2) 二重作用抗うつ薬の概略
　二重作用抗うつ薬は次の2つの特徴によって定義できる。

> - ノルアドレナリン神経系とセロトニン神経系の両者に対して直接作用を有する。
> - 三環系抗うつ薬とは異なり、副作用の原因となる受容体に対する直接作用が総じて少ない。

　三環系抗うつ薬であるクロミプラミンは二重作用を有するが、さまざまな受容体遮断作用を有しているため、ここでいう二重作用抗うつ薬の範疇外である。すでに世界で幅広く処方されている二重作用抗うつ薬はベンラファキシン、ミルナシプラン、ミルタザピンの3種類である（注：2004年末にSNRIであるデュロキセチンがアメリカで発売になった）。

(3) ベンラファキシン※

　ベンラファキシンはin vitroでセロトニンとノルアドレナリンの取り込みを阻害するが、セロトニン取り込み阻害能のほうがいくらか強めである。ベンラファキシンはヒスタミンH_1、ムスカリン性アセチルコリン受容体、アドレナリンα_1, α_2, β受容体をはじめ、多くの受容体に対して親和性がない。

　ベンラファキシンは速やかに吸収され、およそ2時間で最高血中濃度に達する。吸収後は、肝臓で良好な初回通過効果を受ける。尿からはおよそ5％が未変化体として排泄される。ベンラファキシンの主要活性代謝物はo-デスメチルベンラファキシンである。この活性代謝物は未変化体と同程度のセロトニン取り込み阻害作用を有しているが、ノルアドレナリン取り込み阻害作

表5
モノアミン取り込み阻害能（ラット脳，in vitro）

	IC$_{50}$ (nM)		5-HT選択性
	NA	5-HT	
ミルナシプラン	100	203	0.5
シタロプラム	2000	1.3	1540
デシプラミン	20	4780	0.004
イミプラミン	40	14	3
ベンラファキシン	640	210	3
(ODM-venla)	1160	180	6.5

IC$_{50}$：再取り込みを50％抑制するのに必要な薬物濃度
5-HT選択性：IC$_{50}$ (5-HT) / IC$_{50}$ (NA)
ODM-venla：o-デスメチルベンラファキシン

用は未変化体より弱い（表5）。

　ベンラファキシンの血中半減期は約4時間でo-デスメチルベンラファキシンの半減期は約10時間である。総合的にみて，ベンラファキシンは生体内ではセロトニン再取り込み阻害作用のほうがいくぶん強いようである。ベンラファキシンは1つの薬剤の中に2つの薬が入っているという表現をされてきている。すなわち，低用量ではSSRIとして作用し，増量していくことによりノルアドレナリン再取り込み阻害作用が加わってくる。ノルアドレナリン再取り込み阻害の効果を期待する投与量では，セロトニン再取り込み阻害能が最大となっているため，悪心・嘔吐のコントロールが必要となる。

●抗うつ効果

ベンラファキシンは，25-200mg/日で用量依存的に抗うつ効果を示すことが報告されている。イミプラミンとの比較試験において抗うつ効果は同等だが，安全性はベンラファキシンのほうが高いという報告もある。メランコリー型のうつ病患者では，SSRIであるフルオキセチンより優れた抗うつ効果が認められている。

最高用量（375mg/日）のベンラファキシンを用いたいくつかの試験では，プラセボと比較して即効性が認められている。メランコリーの患者を対象とした試験では，投薬開始4日後に有意な抗うつ効果が認められたという報告がある。ベンラファキシンの潜在的な即効性は非常に魅力的であるが，さらなる検証が必要である。

●忍容性

ベンラファキシンの副作用の多くは投与初期に出現している。その程度は軽度から中度で投薬の継続が可能な場合，副作用は軽減するか消失していく。最も頻繁に認められる副作用は悪心，口渇，頭痛，ねむけ，便秘である。副作用の程度は用量相関性がありそうである。

イミプラミンとの比較試験では，口渇などの抗コリン作用がベンラファキシンで低いが，悪心はベンラファキシンの発現頻度のほうが高い（表6）。ベンラファキシンの忍容性はSSRIに類似しているようである（表7）。

表6
イミプラミンとベンラファキシンの比較臨床試験における患者自発報告による副作用（Briley and Moret, 1997）

	副作用発現率（％）	
	イミプラミン	ベンラファキシン
口渇	59	28
悪心	29	50

表7
フルオキセチンとベンラファキシンの比較臨床試験における患者自発報告による副作用（Briley and Moret, 1997）

	副作用発現率（％）	
	フルオキセチン	ベンラファキシン
口渇	3	12
悪心	12	9

（4）ミルナシプラン

ミルナシプランはin vitroにおいてもin vivoにおいても，セロトニンとノルアドレナリンの取り込みを同程度の効力で阻害する。脳内微小透析法によるモルモット視床下部のモノアミン細胞外濃度を無麻酔・無拘束下で測定した結果を図15に示した。ミルナシプランは細胞外のセロトニン濃度とノルアドレナリンの濃度を同程度に増加させた。一方，ベンラファキシンは低用量からセロトニン濃度を増加させたが，ノルアドレナ

(a)

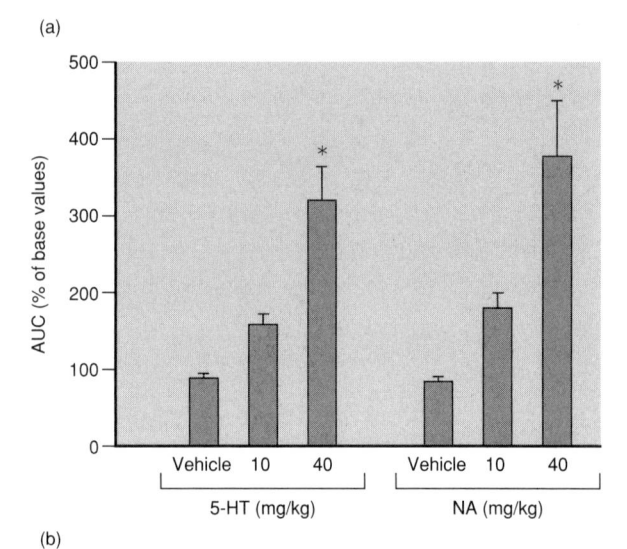

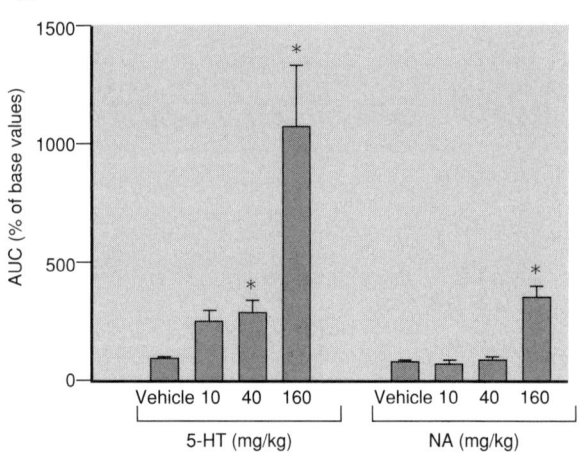

(b)

図15

二重作用抗うつ薬であるミルナシプラン(a)とベンラファキシン(b)のモルモット視床下部の細胞外セロトニン(5-HT)およびノルアドレナリン(NA)濃度への影響(微小透析法)

薬物は腹腔内投与。＊p＞0.05 vs vehicle

リン濃度の上昇には高用量を必要とした。

ミルナシプランはアドレナリン$α_1$受容体，ムスカリン性アセチルコリン受容体，ヒスタミンH_1受容体をはじめとしてさまざまな神経伝達物質受容体に親和性がない。興味深いことは，ミルナシプランには鎮静作用がほとんどないが，睡眠障害を改善させる効果を有することである。同様に，興奮作用を有さないが，うつ病の精神運動抑制に対する効果が高い。

ミルナシプランを経口投与したときの血中濃度のピークは0.5－4時間である。生物学的利用率は高く，患者間での血中濃度の格差が少ない。投与量と血中濃度には直線性の相関が認められている。また，血漿タンパクへの結合率は13％と低く，他の薬剤の血漿タンパク結合を阻害する危険性が低い。

ミルナシプランは本質的に未変化体として排泄され，活性代謝物は存在しない。このことはミルナシプランが単純な薬物動態を有すること意味しており，in vitroと臨床の結果がよく一致する理由となっている。ミルナシプランの半減期は約8時間であり，1日2回投与で数日以内に血中濃度が一定となる。

●抗うつ効果

ミルナシプラン100mg/日（50mgを1日2回）と三環系抗うつ薬を比較した臨床試験では，反応率に差はないが，副作用の点ではミルナシプランのほうが少なかった。ミルナシプラン 100mg/日とSSRIであるフルオキセチンとフルボキサミンとのメタ解析では，安全性は同程度あるが，抗うつ効果はミルナシプランが上回

っていた。今のところ，三環系抗うつ薬やSSRIと比較してミルナシプランが即効性を有しているというエビデンスはない。

●忍容性

ミルナシプランの副作用の多くは投与初期に出現している。その程度は軽度から中度で投薬の継続が可能な場合，副作用は軽減するか消失していく。イミプラ

表8
三環系抗うつ薬とミルナシプランの比較臨床試験における抗コリン作用による患者脱落率

	患者脱落率（％）	
	三環系抗うつ薬	ミルナシプラン
口渇	37	8
便秘	15	7
振戦	13	3

表9
SSRIとミルナシプランの比較臨床試験における患者自発報告による副作用

	副作用発現率（％）	
	SSRI	ミルナシプラン
悪心	20	11
下痢	4	2
頭痛	4	8
口渇	4	8
排尿困難	0.3	2.1

ミンとの比較試験において、抗コリン性副作用の発現はミルナシプランのほうが低い（表8）。脱落率でみると、三環系抗うつ薬が14.8%であったのに対し、ミルナシプランは7.6%であった。SSRIとの比較試験における忍容性には大差がなかった（表9）。

(5) ミルタザピン※

ミルタザピンの作用機序は複雑である（図16）。

> - 前シナプスのα_2自己受容体とα_2ヘテロ受容体を遮断することにより、ノルアドレナリンとセロトニンの放出を促進する（p.11，補足3）。
> - 青斑核のノルアドレナリン神経細胞の一部は、中脳縫線核のセロトニン神経細胞に投射している。このノルアドレナリン神経終末上のα_2自己受容体をミルタザピンが遮断すると、ノルアドレナリンの放出が促進される。この放出されたノルアドレナリンは縫線核セロトニン神経細胞体ないし樹状突起上のα_1受容体を刺激する。この受容体が刺激されると、セロトニン神経細胞体の発火頻度が高まり、結果的にその神経終末からのセロトニンの放出が促進される。

ベンラファキシンやミルナシプランとは異なり、ミルタザピンには5-HT_2，5-HT_3などの受容体遮断作用がある。特にヒスタミンH_1受容体を強力に阻害する。

SSRIとは異なり、5-HT_2や5-HT_3受容体遮断作用のため、放出されたセロトニンは主として後シナプス5-HT_{1A}受容体を選択的に刺激する。この効果は抗うつ効

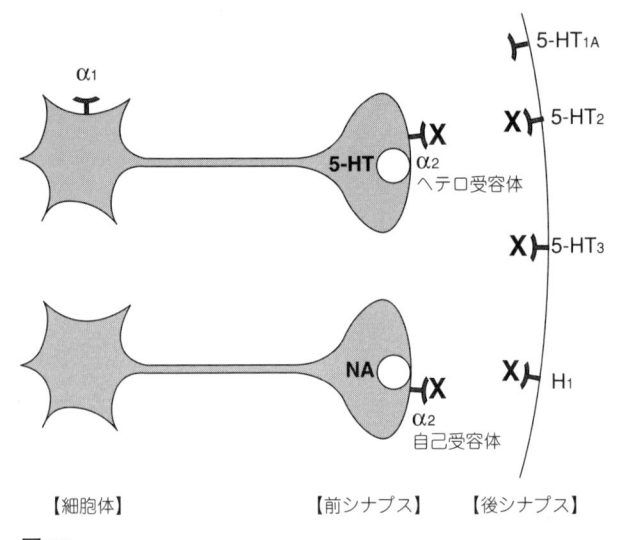

図16
ミルタザピンの作用機序

果の発現に好ましく，さらには悪心や性機能障害などの副作用発現を抑えることができる。

　二重作用抗うつ薬と同様に，ミルタザピンの抗うつ効果は重度のうつ病患者において優れているようである。抗うつ効果に加えて抗不安作用も有しており，SSRIで頻繁にみられる悪心や性機能障害はほとんど認められない。主要な副作用は，ヒスタミンH_1受容体遮断作用による鎮静と体重増加である。

文献

Briley M. Imipramine binding: its relationship with serotonin uptake and depression. In: Green AR, ed. *Neuropharmacology of Serotonin*. Oxford: Oxford University Press, 1985: 50-78.

Briley M, Montogomery SA. *Antidepressant Therapy at the Dawn of the Third Millennium*. London: Martin Dunitz, 1998.

Briley M, Moret C. Neurobiological mechanisms involved in antidepressant therapies. *Clin Neuropharmacol* 1993; **16**: 387-400.

Briley M, Moret C. Antidepressant properties of specific serotonin-noradrenaline reuptake inhibitors. In: Skolnick P, ed. *Antidepressants: New Pharmacological Strategies*. Totowa, NJ: Humana Press, 1997: 35-52.

Briley M, Prost JF, Moret C. Preclinical pharmacology of milnacipran. *Int Clin Psychopharmacol* 1996; **11** (suppl 4): 9-14.

Hindmarch I. The effects of antidepressants on psychomotor function with particular reference to reboxetine. *Eur Neuropsychopharmacol* 1997; **7** (suppl 1): S17-S21.

Langer SZ, Moret C, Raisman R, Dubocovich ML, Briley M. High-affinity [^{3}H]imipramine binding in rat hypothalamus: association with uptake of serotonin but not of norepinephrine. *Science* 1980; **210**: 1133-1135.

Mochizuki D, Tsujita R, Yamada S, Kawasaki K, Otsuka Y, Hashimoto S, Hattori T, Kitamura Y, Miki N. Neurochemical and behavioural characterization of milnacipran, a serotonin and noradrenaline reuptake inhibitor in rats. *Psychopharmacology* 2002 ;**162**: 323-332.

Montgomery SA. Which antidepressant for which depression? In: Briley M, Montgomery SA, eds. *Antidepressant Therapy at the Dawn of the Third Millennium*. London: Martin Dunitz, 1998: 333-348.

Nelson JC, Mazure CM, Bowers MB, Jatlow PI. A preliminary, open study of the combination of fluoxetine and desipramine for rapid treatment of major depression. *Arch Gen Psychiatry* 1991; **48**: 303-307.

Potter WZ, Manji HK. Catecholamines in depression: an update. *Clin Chem* 1994; **40**: 279-287.

Richelson E. Pharmacology of antidepressants: characteristics of the ideal drug. *Mayo Clin Proc* 1994; **69**: 1069-1081.

Seth R, Jennings AL, Bindman J, Phillips J, Bergmann K. Combination treatment with noradrenaline and serotonin reuptake inhibitors in resistant depression. *Br J psychiatry* 1992; **161**: 562-565.

Ⅳ. シナプスを超えて

最新の抗うつ薬も例外ではなく，すべての抗うつ薬の生化学的および薬理学的作用は急性反応である，しかしながら臨床での明らかな治療効果の変化までには最低2週間必要である。すなわち，抗うつ薬の一次作用点であるモノアミン再取り込み阻害作用という生化学的および薬理学的な効果は物語のほんのさわりにすぎない。抗うつ薬の短期の薬理作用が引き金となる長期にわたる適応変化を見つけ出す必要がある。こうして，何年にもわたって，抗うつ薬投与による長期的な適応変化の研究がなされてきた。

1　アドレナリンβ受容体のダウンレギュレーション

　動物に10-20日間連続して抗うつ薬を投与すると，後シナプスのβ_1受容体の数が減少する。長い間，この現象が抗うつ薬の効果発現に重要な鍵となっていると信じられてきた。しかし，三環系とは異なった構造を有する近年の抗うつ薬の多くは，このようなダウンレギュレーションを起こさないことがわかってきた。さらには，プロプラノロールのようなβ遮断薬は，β_1受容体活性を低下させるが，うつ病を悪化させる傾向がある。これらの事実は，受容体の感受性の変化という単純な反応では説明が難しいことを意味しており，興味はセカンドメッセンジャー以降の反応変化に注がれるようになった。

2 CREB

　アドレナリンβ_1受容体が刺激を受けると，セカンドメッセンジャーであるcAMPが生産される。抗うつ薬を投与すると一連のcAMP系のカスケードが，そのさまざまな部位で亢進することが認められている。特に顕著なのがCREB（cAMP response-element-binding protein）のリン酸化の亢進である。

　このことは，抗うつ薬は何か特定の遺伝子の発現を変化させる可能性を示唆し，新たな研究領域の道を切り開いた。抗うつ薬の投薬によって遺伝子発現の変動を調べる研究は，おそらくうつ病の病因論の基盤となる遺伝子発現の機能異常の解明の手がかりになると思われる。

3 BDNFと神経細胞の新生

神経細胞は発生の段階を除いては，増殖や再生をすることができないというのが常識であった。しかしながら，ごく最近になって，BDNF (brain-derived neurotrophic factor) の働きで神経細胞は新生できることが立証された。興味深いことに，抗うつ薬はBDNFを増加させることが報告されている。また，うつ病では海馬が萎縮しているという報告があり，BDNFによる神経細胞の新生は海馬で顕著である。現在，多くの研究者の興味は神経新生に注がれている。

10万あるといわれるヒトの遺伝子のうち，およそ2万は脳だけに発現している。個々のパーソナリティーや外部刺激に対する行動パターンが，これら多くの遺伝子の複雑な様式による発現の度合いによって規定されていると考えても不思議ではない。今後，どの遺伝子がどのような精神疾患とどのように関わっているのかが解明されていくと思われる。今後，個々の遺伝子の役割が解明され，将来展望としては，重要な遺伝子の発現を適切にコントロールできる薬理学的な治療方法の開発の道がみえてきた。

文献

Duman RS, Nibuya M, Vaidya VA. A role for CREB in antidepressant action. In: Skolnick P ed. *Antidepressants: New Pharmacological Strategies*. Totowa, NJ: Humana Press, 1997: 173–194.

Newton SS, Duman RS. Regulation of neurogenesis and angiogenesis in depression. *Curr Neurovasc Res*. 2004; **1**: 261–267.

Rossby SP, Sulser F. Antidepressants: beyond the synapse. In: Skolnick P, ed. *Antidepressants: New Pharmacological Strategies*. Totowa, NJ: Humana Press, 1997: 195–212.

Russo-Neustadt AA, Chen MJ. Brain-derived neurotrophic factor and antidepressant activity. *Curr pharm Des* 2005; **11**: 1495–1510.

おわりに

　うつ病は，精神科専門医でも，一般医でも，日常的に遭遇する疾患であり，見過ごすことができない深刻な病気である。診断が不適切であったり，適切な治療がなされていなかったりすることが，さまざまな調査で明らかとなっている。この事態は憂慮すべき問題であり，多くの国ではうつ病とうつ病による自殺防止を健康福祉問題の中でも優先的な課題として取り上げている。うつ病患者がより適切な医療行為を受けるためには，最初に治療を行う機会の多い一般医がこの病気を正しく理解し，適切な治療方法を知っていなければならない。

　抗うつ薬はうつ病治療の唯一の方法ではないが，臨床医にとってはいちばんの頼みの綱である。現在使用できる抗うつ薬は，奇跡的な効果を期待するものではなく，個々の抗うつ薬の利点，欠点を理解した上で，状況に応じて上手に使い分けることが重要である。新しく登場してきた抗うつ薬のほうが古典的な抗うつ薬よりも忍容性に優れ使いやすくなってはいるが，副作用に敏感な患者，外的内的な環境変化に過剰反応しやすい患者には，やはり副作用が問題となるケースが多い。

　本書が，抗うつ薬の副作用の理解の手助けになれば幸いである。患者にも本書の内容が理解されれば，抗

うつ薬の副作用に対する間違った考えや恐怖，投薬拒否感が改善されるであろう。また，本書はタイプの異なる抗うつ薬の作用機序が理解できるように意図したつもりである。抗うつ薬を理解することで，一般医でも自信をもって抗うつ薬を処方し，さらには，患者に適した抗うつ薬を選択する判断材料となれば幸いである。

❑ あとがき

　本書を編集したMike Briley博士は，イギリス生まれでバース大学にて生化学薬理を学んだ後，アルゼンチンのブエノスアイレス大学の細胞性化学教室，フランスパスツール研究所の分子神経生化学班でさらなる経験を積んだ。パスツール研究所在籍時にフランスが大好きになり，その後，パリのSynthelabo社で5年間，カストルのPierre Fabre Medicament社で19年間，中枢領域の医薬研究開発，プロダクトマネージャー等の職務を果たした。現在は，NeuroBiz Consulting and Communicationsを設立し，中枢領域において幅広い活動をされている。2006年に，クールビズという言葉が流行語大賞にノミネートされたが，その数年前から，すでにニューロビズというネーミングで活躍されていたわけである。

　Briley博士は，私の大親友であり大の親日家でもある。日本人のやさしさや奥ゆかしさに日本の文化と伝統を感じるというBriley博士だが，ご本人こそがまさに思慮深く心優しい方なのである。そのような博士が，抗うつ薬に普段馴染みのない医療機関の方，さらには一般の方でも抗うつ薬を理解できるようにと平易な表現

でまとめたのが本書である。

　学術書にありがちな情報過多による混乱を避け，必要最小限だが重要な情報を簡潔に伝えてくれる本書は，Simple Is Bestとも言うべき抗うつ薬の薬理を理解するためのエッセンスとも言うべきものである。Briley博士の特別なご配慮により翻訳を任され細心の注意を心がけたが，行き届かない点も多々あると思われ，お気づきの不備はご叱正をお願いしたい。

　最後に，本書の刊行にあたって，多大なサポートとご指導をして頂きました星和書店編集部の方々に深く深謝申し上げます。

　　　　　　　　　　　　　　　2006年3月　伊豆にて
　　　　　　　　　　　　　　翻訳者　望月　大介

■索　引

A to Z

5-HIAA ····································14
5-HTP ································13, 16
5-HTP脱炭酸酵素 ························13
BDNF ····································65
cAMP ····································64
CREB ····································64
DSM-IV ··································48
GABA ·····································8
indalpine ·································43
NaSSA ···································46
O-デスメチルベンラファキシン ·········50, 51
p-クロロフェニルアラニン ··················16
SNRI ································2, 46, 47
SNRIの作用機序 ··························47
SSRI ···················2, 16, 42, 43, 44, 46, 56
zimelidine ································43
β受容体 ·······························21, 63

あ

アカシジア ································43
アセチルCoA ······························25
アセチルコリン ·····················10, 25-28
アセチルコリンエステラーゼ ············25, 27
アドレナリンα_1受容体 ········38, 39, 42, 47, 55
アドレナリンα_2受容体 ·············10, 21, 45,
アンフェタミン ····························20
遺伝子発現 ································64
イプロニアジド ·························1, 35
イミプラミン ··························1, 37, 52

意欲低下 ··48
エスシタロプラム ···································41
エフェドリン ···20
悪心 ···43, 51, 56

か

開口分泌 ··9
海馬 ···65
覚醒と睡眠のコントロール ·····················30
かすみ目 ··27, 38
活動電位 ··8
カテコール-O-メチル基転移酵素 ············18
グリア細胞 ··5
グルタミン酸 ··8
クロミプラミン ·······························46, 50
クロルプロマジン ······························1, 37
効果発現 ··44
抗コリン作用 ························38, 52, 56
黒質 ···22, 23
黒質ー線条体路 ·····································22
コリン ··25
コリン作動性神経投射路 ·························26

さ

三環系抗うつ薬 ············1, 2, 36, 37-40, 46, 57
三環系抗うつ薬の副作用 ···················38, 39
軸索 ···5, 7
軸索輸送 ··9
自己受容体 ·······················10, 21, 23, 30, 57
自殺念慮 ···40, 48
自殺防止 ··67
シタロプラム ···································43, 46
シナプス ··5, 6, 7
シナプス小胞 ······································8, 9
シナプス伝達 ··7

受容体ダウンレギュレーション ············· 63
焦燥 ······························ 43, 48
神経細胞 ································ 5
神経細胞の構造 ·························· 6
神経細胞の新生 ························ 65
新線条体 ······························ 22
性機能障害 ···················· 43, 57, 58
静止膜電位 ····························· 7
精神運動抑制 ·························· 55
正中縫線核 ···························· 15
青斑核 ··························· 19, 57
生物学的利用率 ························ 55
セカンドメッセンジャー ············ 63, 64
セルトラリン ·························· 43
セロトニン ······················ 10, 13-17
セロトニン生合成 ······················ 13
セロトニン受容体 ······················ 17
セロトニン神経投射路 ·················· 14
選択的ノルアドレナリン再取り込み阻害薬 ·· 41, 46
即効性 ··························· 52, 56

た

タクリン ··························· 27, 28
チトクロームP450 ······················ 44
中脳腹側被蓋野 ························ 22
チラミン ··························· 20, 36
チロシン ······························ 18
チロシン水酸化酵素 ················· 18, 20
鎮静 ························· 30, 39, 55, 58
デシプラミン ······················· 41, 45
テトラベナジン ····················· 16, 20
デュロキセチン ························ 50
電気ショック療法 ······················ 45
統合失調症 ························ 23, 24
ドーパ ································ 18

ドーパ脱炭酸酵素 ･････････････････････18
ドネペジル ･･････････････････････27, 28
ドパミン ･･････････････････････････22-24
ドパミン-β-水酸化酵素 ････････････18, 22
ドパミン受容体 ･････････････････････23, 24
ドパミン神経投射路 ･････････････････････23
トリプトファン ･･････････････････････････13
トリプトファン水酸化酵素 ･････････････13, 16

な

二重作用 ･････････････････････････45-50
ノルアドレナリン ･･････････････････18-21
ノルアドレナリン再取り込み阻害薬 ･･････41, 46
ノルアドレナリン神経投射路 ･････････････19
ノルトリプチリン ･････････････････････････41

は

パーキンソン病 ････････････････････････23
背側ノルアドレナリン束 ･･･････････････19
背側縫線核 ･････････････････････････････15
発火 ･･････････････････････････････7, 57
ハミルトンうつ病評価尺度 ･････････････46
パロキセチン ･････････････････････43, 46
ヒスタミン ･･･････････････････････29, 30
ヒスタミンH₁受容体 ･････････29, 39, 42, 47, 55
ヒスチジン ･････････････････････････････29
不安 ･････････････････････････････43, 48
フィゾスチグミン ･･････････････････････27
フェンフルラミン ･･････････････････････16
副交感神経遮断反応 ･････････････････････27
腹側ノルアドレナリン束 ･･･････････････19
フルオキセチン ････････････････43, 52, 53, 55
フルボキサミン ･････････････････････43, 55
プロトリプチリン ･････････････････････････41
プロプラノロール ･････････････････････････63

ヘテロ受容体 ・・・・・・・・・・・・・・・・・・・・・・・・・・・10, 57
片頭痛発作 ・・・・・・・・・・・・・・・・・・・・・・・・・・・・・・・・・13
ベンラファキシン ・・・・・・・・・・・・・・・・・・・・・46, 50-53
縫線核 ・・・・・・・・・・・・・・・・・・・・・・・・・・・・・・・・・・14, 57

ま

マイネルト核 ・・・・・・・・・・・・・・・・・・・・・・・・・・・・・・・・26
ミアンセリン ・・・・・・・・・・・・・・・・・・・・・・・・・・・・・・・・45
ミトコンドリア ・・・・・・・・・・・・・・・・・・・・・・・・・・・・・・・8
ミルタザピン ・・・・・・・・・・・・・・・・・・45, 46, 50, 57-58
ミルナシプラン ・・・・・・・・・・・・・・・・・・・・46, 50, 53-57
ムスカリン性アセチルコリン受容体 ・・・・28, 38, 50
メタ解析 ・・・・・・・・・・・・・・・・・・・・・・・・・・・・・・・46, 55
メランコリー ・・・・・・・・・・・・・・・・・・・・・・・・・・・・・・・52
モノアミン仮説 ・・・・・・・・・・・・・・・・・・・・・・・・・・・1, 37
モノアミン酸化酵素 ・・・・・・・・・・・・・・・・・・・・・・・1, 35
モノアミン酸化酵素阻害剤 ・・・・・・・・・・16, 20, 35-36

や

薬物相互作用 ・・・・・・・・・・・・・・・・・・・・・・・・・・・・・・・44
薬物動態 ・・・・・・・・・・・・・・・・・・・・・・・・・・・・・・・・・・・55
薬理学的な治療方法 ・・・・・・・・・・・・・・・・・・・・・・・・・65

ら

隆起漏斗路 ・・・・・・・・・・・・・・・・・・・・・・・・・・・・・・・・・22
レセルピン ・・・・・・・・・・・・・・・・・・・・・・・・・・・・・16, 20
レボキセチン ・・・・・・・・・・・・・・・・・・・・・・・・・・・41, 45
ロフェプラミン ・・・・・・・・・・・・・・・・・・・・・・・・・41, 45

■著者紹介

Mike Briley

バース大学(イギリス),ブエノスアイレス大学(アルゼンチン),パスツール研究所(フランス)で生化学と薬理学を学び,その後,フランスのSynthelabo社を経てPierre Fabre Medicament社で長年,研究開発,マーケティング,戦略など多方面で活躍。その間に,数多くの科学論文や学会発表,学術集会の運営などを手がける。

現在は,独立してNeuroBiz Consulting and Communicationsを設立し,精神と神経の分野において企業コンサルタント,学術企画の立案と運営など幅広い活動を行っている。

■訳者紹介

望月　大介(もちづき　だいすけ)

鳥取大学で獣医学を学び,修士取得後,東洋醸造(株)に入社。中枢領域の新薬開発研究に従事し,分子生物,生化学,薬理,電気生理,行動薬理など幅広い技術と知識で,抗うつ薬,抗精神病薬,抗不安薬,抗パーキンソン病薬などの研究開発に従事し,その成果を学会や論文で発表。その後,旭化成ファーマにおいて抗うつ薬ミルナシプラン(トレドミン錠)の販売戦略,エビデンスの集積などの重要な職務を遂行。Stephen M. Stahl, Stuart Montgomeryをはじめ多くの著名な欧米精神科医と交流。大阪大学にて医学博士号を取得。

現在は,ニューロビズにおいて,企業コンサルタント,学術企画の立案と運営,翻訳,医療ホームページ作成など幅広い活動を行っている。

抗うつ薬理解のエッセンス

2006年5月11日　初版第1刷発行

訳　　者　望　月　大　介
発 行 者　石　澤　雄　司
発 行 所　株式会社 星 和 書 店

東京都杉並区上高井戸1-2-5　〒168-0074
電話 03（3329）0031（営業）／03（3329）0033（編集）
FAX 03（5374）7186
http://www.seiwa-pb.co.jp

©2006　星和書店　　　Printed in Japan　　　ISBN4-7911-0601-6

こころの病に効く薬
―脳と心をつなぐメカニズム入門―

渡辺雅幸 著

四六判
248p
2,300円

こころのくすり最新事情

田島治 著

四六判
160p
1,800円

スタールのヴィジュアル薬理学
抗精神病薬の精神薬理

S.M.Stahl 著
田島治、林建郎 訳

A5判
160p
2,600円

[改訂版] 精神疾患100の仮説

石郷岡純 編

B5判
400p
4,500円

セロトニンと神経細胞・脳・薬物
セロトニンを理解し、新薬の可能性を探る

鈴木映二 著

A5判
264p
2,200円

発行：星和書店　http://www.seiwa-pb.co.jp

※価格は本体(税別)です。

うつ病の完全な治療回復は可能か	Mike Briley 編 山田和夫 監訳	四六変形 (縦18.8cm×横11.2cm) 56p 1,600円
高齢者におけるうつ病の診断と治療	Mike Briley 編 木村真人 監訳	四六変形 (縦18.8cm×横11.2cm) 80p 1,600円
脳卒中における臨床神経精神医学 脳血管障害後の認知・行動・情動の障害	R.G.Robinson 著 遠藤俊吉、 木村真人 監訳	A5判 532p 5,800円
研修医のための精神医学入門	石井毅 著	四六変形 (縦18.8cm×横10.5cm) 100p 1,200円
うつ病論の現在 精緻な臨床をめざして	広瀬徹也、 内海健 編	A5判 224p 3,600円

発行:星和書店 http://www.seiwa-pb.co.jp

※価格は本体(税別)です。

リスペリドンを使いこなす 症例を中心に	上田均、 酒井明夫 著	A5判 220p 2,800円
リスペリドン内用液を使いこなす 症例を中心に	武内克也、 酒井明夫 著	A5判 160p 2,800円
ミルナシプランを使いこなす 症例を中心に	樋口久、 吉田契造 編	A5判 168p 2,800円
せん妄の治療指針 日本総合病院精神医学会治療指針1	薬物療法検討 小委員会(委員長： 八田耕太郎) 編	四六変形 (縦18.8cm× 横11.2cm) 68p 1,500円
精神科治療薬の処方ガイドライン [モーズレイ2001年版]	テイラー、他 編著 鈴木映二、 八木剛平 監訳	B5変形 (縦22cm× 横16cm) 248p 2,800円

発行：星和書店　http://www.seiwa-pb.co.jp

※価格は本体(税別)です。

そこが知りたい 精神科薬物療法Q&A	染谷俊幸、 下田和孝、 渡部雄一郎 編	B5判 380p 4,800円
現代精神薬理学の軌跡	村崎光邦 著	B5判 函入 636p 14,000円
精神治療薬大系 [改訂新版 2001] 〈上〉向精神薬の歴史・基礎・臨床／他 〈中〉抗パーキンソン薬／他 〈下〉向精神薬の副作用とその対策／他 別巻 向精神薬一覧、最新の進歩	三浦貞則 監修 上島国利、 村崎光邦、 八木剛平 編	A5判 〈上〉〈中〉 6,800円 〈下〉 4,400円 別巻 2,800円
薬の相互作用 ポケットブック 精神科編	鈴木映二 編	手帳サイズ (縦13.6cm ×横8cm) 2,500円
Schizophreniaの分子病態 内在性D-セリンおよび発達依存的 発現制御を受ける遺伝子の意義	西川徹 著	B5判 48p 2,600円

発行：星和書店 http://www.seiwa-pb.co.jp

※価格は本体(税別)です。

抗うつ薬の時代
うつ病治療薬の光と影

D.ヒーリー 著
林建郎、
田島治 訳

A5判
424p
3,500円

精神科臨床とは何か
日々新たなる経験のために

内海健 著

A5判
232p
2,500円

ニューロフィードバック
シンフォニー イン ザ ブレイン

J.ロビンス 著
竹内伸 監訳
竹内泰之 訳

四六判
352p
2,400円

絵とき精神医学の歴史

マッセ、
ジャッカル、
シアルディ 著
岡本、和田 訳

B5判
120p
2,600円

マンガ
お手軽躁うつ病講座
High & Low

たなかみる 著

四六判
208p
1,600円

発行：星和書店　http://www.seiwa-pb.co.jp

※価格は本体（税別）です。